Ta $\frac{57}{570}$

ANTOINE FRANCON

HISTOIRE SOMMAIRE

DU

CHOLÉRA-MORBUS

Felix qui potuit rerum cognoscere causas.

Prix : 30 centimes.

CLERMONT-FERRAND

FERDINAND THIBAUD, IMPRIM.-LIBR.

Rue St-Genès, 8-10.

1867.

ŒUVRES DE A. FRANCON.

Exposition des causes de la dégénération physique de l'homme civilisé.

Histoire de Napoléon-le-Grand.

Exposition des erreurs prêchées par le Père Ventura à Sa Majesté Napoléon III.

Biographie critique des Hommes illustres, depuis Noé jusqu'à nos jours.

Histoire des préjugés en hygiène, en médecine, en religion, en législation, en agriculture.

Histoire critique des Romains.

Les OEUVRES DE A. FRANCON *se trouvent rue Blatin,* n° 10, à Clermont-Ferrand, chez l'Auteur.

ANTOINE FRANCON

HISTOIRE SOMMAIRE

DU

CHOLÉRA-MORBUS

Felix qui potuit rerum cognoscere causas.

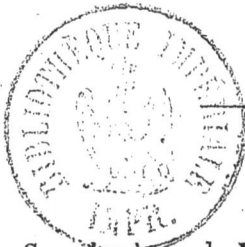

Sous le règne de Louis-Philippe, à l'époque de la première apparition du choléra dans Paris, les élèves en médecine, en droit, les écrivains, les collégiens, les couturières, les ouvriers qui couchaient seuls dans une chambre, furent en général épargnés par le terrible choléra.

Les ravages du choléra furent autrement plus grands dans la partie de Paris située entre les Tuileries et la Bastille que dans la partie située entre les Tuileries et l'Arc de l'Etoile. Les victimes du choléra ont été autrement plus nombreuses dans le quartier Saint-Jacques que dans la ville de Passy.

Les conducteurs des voitures de Paris furent préservés des attaques du choléra, tandis que les soldats étaient en grand nombre victimes de cette terrible épidémie. Enfin, la classe indigente a fourni au terrible choléra la masse de ses victimes, tandis que la classe riche a été privilégiée et même respectée par la terrible épidémie.

Ces faits historiques me conduisent aux conclusions suivantes :

Je conclus que la classe indigente a été fortement frappée par le choléra, parce que les pauvres habitent les rues, les maisons malsaines, et parce qu'ils vivent dans l'encombrement.

Je conclus que les étudiants et les écrivains ont été épargnés par le choléra, parce que chaque étudiant couche seul dans une chambre.

Je conclus que les soldats ont été frappés par le choléra, parce qu'ils vivaient dans l'encombrement.

Je conclus que les conducteurs des voitures ont été épargnés par le choléra, parce qu'ils se trouvaient très-peu de temps dans l'encombrement. Je conclus qu'un long séjour dans les rues a préservé les fiacres du choléra.

Je conclus que les Parisiens qui avaient leurs habitations entre les Tuileries et l'Arc de l'Etoile ont été épargnés par le choléra, parce qu'ils ne vivaient pas dans l'encombrement.

Je conclus qu'il faut attribuer la grande mortalité du quartier Saint-Antoine à l'encombrement et à l'insalubrité des maisons.

Je conclus que les habitants de Passy ont été épargnés par le choléra, parce qu'ils ne vivaient pas dans l'encombrement et parce qu'ils occupaient des maisons propres et saines.

Je conclus que l'encombrement est une cause auxiliaire du choléra très-puissante.

Je conclus que les animalcules, que l'électricité, que la puissance magnétique et que la nourriture non succulente comme causes du choléra, sont des fables.

Je conclus que la puissance magnétique frapperait les

riches comme les pauvres si elle était la cause du terrible choléra.

Je conclus que le choléra est un empoisonnement miasmatique ; qu'il entre dans le corps humain seulement par la respiration.

Je conclus que le miasme cholérique n'entre point par les boissons ou les aliments dans le corps humain. J'enseigne que le miasme cholérique entre dans le corps humain seulement par la respiration. J'enseigne que le point de départ des accidents cholériques est dans les poumons et non dans le tube intestinal.

Erreur monstrueuse des médecins européens.

La masse des médecins de l'Europe, qui est persuadée que la mauvaise nourriture de la classe indigente est une des causes du choléra, se fait une immense illusion. Les cochers, les étudiants se nourrissent plus mal que les soldats ; cependant les soldats ont fourni leurs victimes à l'épidémie cholérique, parce que les soldats vivent dans l'encombrement. Les cochers et les étudiants ont été épargnés parce qu'ils ne vivent pas dans l'encombrement. Les habitants de Passy, les voisins de l'Arc de l'Etoile ont fourni à l'épidémie un faible contingent, parce qu'ils ne vivaient point dans l'encombrement. J'enseigne que la nourriture des soldats de Paris est aussi saine que celle de S. M. l'Empereur, quoiqu'elle soit moins délicate.

J'enseigne que la respiration d'un air empoisonné est la vraie cause du choléra. J'enseigne que la classe indigente a fourni au choléra un large contingent, parce que la classe indigente habite les rues malsaines, les maisons malsaines, et parce que la classe indigente vit dans l'encombrement.

Illusion des médecins français et européens sur la salubrité de la nourriture.

Pour qu'une nourriture soit malsaine, il est nécessaire qu'elle soit fortement altérée ou falsifiée. Du pain, des pommes de terre et de l'eau constituent une nourriture très-saine. Je conclus que l'on donne dans une grande illusion lorsqu'on croit que la classe indigente fait usage des aliments altérés.

J'exhorte de toutes mes forces les législateurs de la France à punir sévèrement les falsificateurs des aliments ; cependant je pense que les falsificateurs des aliments de Paris ont été de petites causes des épidémies cholériques qui ont décimé la capitale de la France.

Je conclus que les impasses, que les rues malsaines, que les maisons homicides, que l'encombrement ont été des causes auxiliaires du choléra.

Je conclus que la classe indigente a été terriblement frappée par le choléra, parce que la classe indigente respirait un air empoisonné. Je conclus que la classe riche a été préservée, parce que la classe riche respirait un air peu altéré dans des appartements sains. Je conclus que la mauvaise nourriture n'a pas été une cause du choléra chez les ouvriers.

Réflexion.

A Saint-Pétersbourg, le typhus vient de sévir. La fièvre jaune vient de décimer la population de Lisbonne. Comme dans toutes les épidémies, la classe indigente a été plus maltraitée que la classe riche, ce qu'il faut rapporter à l'insalubrité des maisons des ouvriers. Les médecins de l'Europe, qui pensent que la mauvaise nourriture des ouvriers a été une grande cause du typhus, se font une funeste illusion. Les ouvriers de la Russie et de Lisbonne ont été maltraités parce qu'ils habitaient des maisons malsaines.

Je défends ma doctrine par des faits historiques.

A Clermont-Ferrand, le typhus s'est déclaré, il y a quelques années, dans quatre endroits à la fois : à l'Hôtel-Dieu, dans l'hospice des aliénés, dans les prisons et dans quelques casernes. Les autorités de Clermont furent épouvantées, l'on crut qu'un miasme étranger s'était abattu sur Clermont : on fit disparaître l'encombrement à l'Hôtel-Dieu, dans l'hospice des aliénés, dans les prisons et dans les casernes. Ces mesures hygiéniques furent couronnées d'un plein succès, et le typhus n'eut aucune suite. Il est clair que l'encombrement était la cause unique du typhus dans les quatre établissements de Clermont ; il est clair aussi que la nourriture n'a pas été une cause du typhus dans l'Hôtel-Dieu, dans l'hospice des aliénés, dans les prisons et dans les casernes.

Nous sommes forcé de conclure que l'encombrement tout seul, sans miasme étranger, produit le typhus.

Depuis assez longtemps, les journaux annoncent souvent que le typhus s'est déclaré dans des colléges ou dans des pensionnats. Qui est-ce qui peut dire que le typhus est le résultat d'une mauvaise nourriture ? Nous sommes forcé de conclure que l'encombrement est la cause ordinaire du typhus dans les ambulances, dans les prisons, dans les casernes, etc.

Dans la ville d'Alexandrie, bâtie par Alexandre-le-Grand, les maladies épidémiques étaient rares, parce que les rues étaient ouvertes à tous les vents ; la nouvelle Alexandrie, qui a remplacé la ville d'Alexandre, est la patrie de la peste, parce que ses rues sont étroites et parce que ses maisons

sont malsaines. Aujourd'hui les habitants de la ville d'A-
lexandrie en Egypte sont décimés par la peste, parce que
les Alexandrins respirent un air qui a été respiré cent fois.
Les ouvriers de Paris sont maltraités par le choléra, parce
qu'ils respirent un air qui a été respiré cent fois. Plaçons
au nombre des fables les doctrines qui enseignent qu'une
mauvaise nourriture est une grande cause des maladies épidémiques.

Questions des miasmes.

Un miasme est un souffle, un fluide subtil que nos yeux
n'ont jamais vu, et que nos mains n'ont jamais touché.
Dans les saisons des miasmes, l'air des Marais Pontins a été
analysé, et les chimistes n'ont rien trouvé.

Le miasme cholérique, suivant les traditions, est origi-
naire de l'Asie et de l'Afrique. Il est importé en Europe
par les courants de l'air et par les vents. Les miasmes du
choléra, de la peste, de la fièvre jaune et de toutes les maladies épidémiques sont exhalés par la putréfaction des cadavres humains, par les cadavres des animaux et par la putréfaction des œufs des poissons et des reptiles.

Les saisons des miasmes en Egypte, en Afrique, en
Asie et en Amérique sont plus ou moins périodiques. La
saison des miasmes sur les rives du Gange commence après
une sécheresse de deux mois. Les lacs artificiels produits par
les débordements du Gange venant à dessiccation, les poissons et leurs œufs se décomposent aux rayons du soleil et
produisent le miasme cholérique; et lorsque certains vents
le poussent en Europe, il fait des ravages s'il est aidé par
des causes auxiliaires.

La topographie médicale de Madagascar renferme pour
les médecins la plus grande instruction. Les insulaires qui

ont des établissements sur le littoral et dans les plaines si-
tuées entre la mer et les montagnes, abandonnent tous
leurs établissements et se retirent sur la montagne. La saison des miasmes commence quarante ou soixante jours
après la cessation des pluies ; alors les lacs formés par les
débordements des rivières et de la mer viennent à dessication, et la putréfaction des œufs et des poissons remplissent
le littoral d'une grande quantité de miasmes dangereux
qu'il faut éviter par la fuite. Les habitants de Madagascar
ne reviennent dans leurs établissements que lorsque les pluies
reparaissent.

Réflexion.

La topographie médicale de l'île de Madagascar nous
présente de grandes lumières par les causes des maladies
épidémiques. La saison des miasmes coïncide avec la dessiccation des marais, des fossés, des lacs et des étangs.

Je conclus que les miasmes de la fièvre jaune, de la peste
et du choléra sont produits par la putréfaction des œufs et
des cadavres des animaux sous les rayons du soleil.

Je conclus que les animalcules, que l'électricité, que la
puissance magnétique, que la mauvaise nourriture, que la
putréfaction des végétaux ne sont point des causes du choléra.

Question médicale philosophique.

Notre célèbre métropole peut-elle se préserver du grand
fléau du choléra-morbus ?

Avec un cœur content je réponds très-affirmativement :
Paris se garantira du fléau en proscrivant l'encombrement,
en forçant tout Parisien à s'isoler et à coucher seul dans
une chambre. Les deux cent mille hommes pauvres et ri-

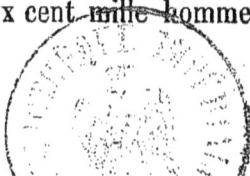

ches, vivant dans l'isolement, qui ont été préservés du choléra, sont pour nous une grande instruction ; ils nous ap-
prennent que l'encombrement est une cause auxiliaire du
choléra très-puissante.

Lorsque, à la première époque du choléra, je faisais mes
études médicales à Paris, je respirais une aussi grande somme
de miasme cholérique que ceux qui étaient tordus dans l'es-
pace d'un jour. Mon tempérament a résisté au miasme,
parce que je vivais seul dans un appartement très-sain. Si à
Paris je m'étais trouvé dans l'encombrement, probablement
j'aurais été atteint par la terrible épidémie cholérique.

Je conclus que, en France et probablement en Europe,
notre nature résiste au miasme cholérique lorsque celui-ci
n'est pas aidé par des causes auxiliaires.

Je conclus que l'encombrement est la cause auxiliaire du
choléra la plus puissante.

Je conclus que les impasses, que les rues étroites, que
les maisons malsaines sont des causes auxiliaires du choléra.

Je conclus que la respiration d'un air très-altéré est la
cause unique du choléra.

Je conclus que le choléra a son point de départ toujours et
toujours dans le poumon ; je conclus que les lésions du tube
intestinal, du cerveau, de la poitrine et des extrémités ont
leur point de départ dans le poumon, toujours et toujours.

Causes étrangères et causes locales du choléra.

La cause principale du choléra est un miasme importé
de l'Asie en France par les vents. L'encombrement est une
puissante cause auxiliaire du choléra. Les impasses, les
rues étroites, les maisons malsaines sont aussi des causes
locales. La classe riche qui a été épargnée par le choléra,

a respiré une aussi grande quantité de miasmes que la classe pauvre qui a été très-maltraitée. L'absence de l'encombrement, les appartements vastes et sains, l'absence des causes locales, auxiliaires du choléra, ont préservé la classe riche de Paris de la terrible épidémie cholérique.

Je conclus que le miasme cholérique empoisonnait l'air que nous respirons, et je conclus que ce miasme ne s'attachait ni à l'eau, ni aux fruits, ni aux légumes.

Je conclus que le miasme cholérique est un empoisonnement purement miasmatique.

Je conclus que le miasme cholérique entre dans le corps humain uniquement par la respiration.

Haute question médicale.

Doit-on admettre quelques ressemblances entre la peste, le typhus, la fièvre jaune et le choléra-morbus ?

Je réponds très-affirmativement : les impasses, les rues étroites, l'encombrement sont les causes locales ou auxiliaires de la peste, de la fièvre jaune et du typhus, puisque l'histoire nous apprend que la classe indigente est plus maltraitée, dans les maladies épidémiques, que la classe riche.

Je conclus que la classe pauvre de Constantinople est frappée par la peste plus fortement que la classe riche, parce que la classe pauvre respire un air plus empoisonné, plus altéré que la classe riche.

Je conclus que la nourriture est une très-petite cause de la peste à Constantinople.

Je conclus que la qualité de l'air est la cause unique de la peste, de la fièvre jaune, du typhus et du choléra.

Je conclus que la grande quantité de poisson que consomment les populations de Constantinople et de l'Egypte peut produire des dartres et la lèpre ; et je conclus que le poisson salé n'est pas une cause de la peste.

Haute question philanthropique.

Que doivent faire les gouvernements de l'Asie, de l'Afrique et de l'Europe pour préserver les nations des maladies épidémiques ?

Les gouvernements détruiront les causes locales des épidémies, en proscrivant les impasses, les rues étroites, les maisons malsaines et l'encombrement.

Préservatif certain du choléra dans la capitale de la France.

Un Parisien qui couchera seul dans une chambre saine, qui évitera les encombrements dans les temples, les écoles, les cafés, les théâtres, qui changera souvent de linge, qui fera du feu dans sa chambre, se préservera du choléra toujours et toujours.

Réflexion.

On a remarqué en Egypte que les hommes qui se trouvent autour du feu, sont moins exposés à la peste que les autres. J'en donne la raison ; le feu est le grand purificateur de l'air : nous voyons les forgerons conserver leur santé dans les tréfonds, et les tisserands dégénérer promptement. Ces observations font conclure que le feu est le grand purificateur de l'air.

Question théologique.

Les musulmans et beaucoup de chrétiens croient que le choléra est un fléau de Dieu ; les musulmans et les chrétiens sont dans l'erreur ; puisqu'il est très-possible de se préserver de cette terrible maladie, en observant et en étudiant l'hygiène. A cause du péché d'Adam, l'homme a été condamné à purifier l'air qu'il respire, comme il a été condamné à manger du pain à la sueur de son front.

Faute colossale des colonisateurs de l'Europe.

Tous les peuples de l'Europe qui ont voulu fonder des colonies se sont établis sur les rivages de la mer, des rivières et dans les plaines ; ils ont commis une grande faute. Toutes les colonies doivent bâtir sur des montagnes dans toutes les parties du monde. Toutes les plaines sont malsaines, et il faut des siècles et des bras pour assainir les plaines.

J'exhorte les peuples colonisateurs de l'Europe à se persuader que leurs colonies seront toujours décimées par le choléra ou la fièvre jaune, s'ils s'établissent dans les plaines.

J'exhorte les colons européens à se persuader que dans les épidémies ils doivent abandonner leurs établissements dans les plaines et se réfugier dans les montagnes. C'est ce qui se pratique à la Nouvelle-Orléans. Dans la saison des miasmes, les Français abandonnent la ville pour se retirer dans des montagnes. La population du Brésil est décimée par les maladies épidémiques, parce qu'ils se sont établis dans les plaines et sur les rivages ; si les Portugais avaient fondé leurs villes et leurs villages sur des montagnes, ils auraient évité les ravages des maladies épidémiques.

Je conclus que les rivages et que les plaines sont malsains dans tous les pays du monde.

Je conclus qu'il faut des siècles et des bras pour assainir les plaines.

Je conclus que les colons, dans tous les pays du monde, doivent bâtir les villes et les villages sur des montagnes s'ils veulent éviter les ravages des épidémies.

Je conclus que tous les peuples européens colonisateurs ont fait une faute colossale en s'établissant sur les rivages et dans les plaines.

Un mot sur l'Amazone.

Les deux rives du fleuve de l'Amazone, en Amérique, sont inhabitables pour les Européens et pour les Américains. Les vastes marais, les lacs, les étangs, qui viennent à dessication dans les temps de sécheresse, remplissent l'air de miasmes dangereux pour les Américains et encore plus pour les Européens.

Saison des miasmes.

Dans tous les pays du monde, en Egypte, en Asie et en Amérique, la saison des miasmes commence quarante ou soixante jours après la cessation des pluies. Une sécheresse de deux mois dessèche les vastes surfaces humides des rives de l'Amazone ; et la putréfaction des poissons et des reptiles donne naissance à une grande quantité de miasmes qui empoisonnent l'air. Un voyageur européen serait empoisonné dans un jour en se promenant sur les rives de l'Amazone dans la saison des miasmes. Un grand nombre d'établissements, situés sur les rives de ce fleuve, ont été abandonnés par les Américains qui y trouvaient la mort.

Réflexion.

J'enseigne que toutes les plaines de l'Amérique, de

l'Asie et de l'Afrique, sont très-dangereuses pour les voyageurs européens dans la saison des miasmes; et j'enseigne que la saison des miasmes commence après deux mois de sécheresse.

J'enseigne que l'armée française, dirigée contre les nègres à Saint-Domingue, a été détruite par la saison des miasmes.

J'enseigne que les miasmes sont toujours et toujours produits par la dessication des surfaces humides.

J'enseigne que les miasmes de la Sologne et de la Saintonge sont produits par la dessication des marais, des fossés et des étangs.

J'enseigne que pour assainir la Sologne et tous les départements de la France, il faut détruire les surfaces humides.

J'enseigne que pour prévenir les débordements des rivières, il faut fixer les eaux pluviales là où elles tombent, en boisant les montagnes et les ravins.

J'enseigne que la saison des miasmes est très-longue en Amérique, en Afrique, dans l'Egypte et dans l'île de Madagascar. Cette funeste saison n'est arrêtée que par les pluies qui rétablissent les fossés et les étangs desséchés.

J'enseigne que, pour assainir la France, il faut détruire les surfaces humides qui viennent à dessication.

J'enseigne que le Sahara est exempt des maladies épidémiques à cause de l'absence des surfaces humides.

J'enseigne que l'Egypte est la patrie de toutes les maladies épidémiques, parce que ce célèbre pays est rempli de surfaces humides.

J'enseigne que le fameux lac Mœris, dont parle Bossuet dans son Histoire universelle, donne naissance à une grande quantité de miasmes lorsqu'il vient à dessiccation.

J'enseigne qu'un canal produit des miasmes lorsqu'il

vient à dessiccation, et qu'il est pour un pays une cause d'insalubrité.

J'enseigne que l'assainissement du quartier de la Bastille a été augmenté par la voûte du canal Saint-Martin en détruisant une surface humide.

Symptômes du choléra-morbus.

La décomposition de la face, les vomissements, le refroidissement des extrémités, une couleur violacée sont les indices de cette épouvantable épidémie qu'il est très-possible de prévenir et qu'il est très-difficile de guérir.

Le choléra modifié par un traitement se transforme en gastro-entérite aiguë, que l'on combat avec les tisanes mucilagineuses. La convalescence du choléra est souvent une gastrite chronique grave. Pour la gastrite chronique, je renvois mes lecteurs à mes opuscules, dans lesquels je trace les traitements des gastrites de nature différente.

Quelques mots sur le choléra des animaux.

Les causes de toutes les épizooties sont tout à fait les mêmes que les causes des épidémies des hommes.

Je conclus que la peste des animaux a pour cause principale un miasme étranger emporté par les vents.

Je conclus que l'encombrement est une puissante cause auxiliaire de la peste des animaux.

Je conclus que les impasses, que les rues étroites, que les étables malsaines sont des causes auxiliaires de la peste des animaux.

Je conclus que la respiration d'un air empoisonné est la cause unique de la peste des animaux.

Je conclus que la peste des animaux a son point de départ dans les poumons, toujours et toujours.

Je conclus que l'isolement arrêtera la peste de tous les animaux.

Je conclus qu'une bête, logeant seule dans une étable saine, sera préservée de la peste.

Je conclus que l'isolement est nécessaire pour préserver les lapins, les poules et tous les animaux.

Je conclus que les animaux malades ne doivent pas être sacrifiés pour prévenir la contagion.

Je conclus que la contagion n'aura pas lieu si les bêtes malades de la peste sont isolées de manière qu'une bête soit seule dans un coin de grange ou dans une étable.

Dernière réflexion.

J'exhorte mes lecteurs à se persuader que les causes de la peste des hommes et de la peste des animaux sont parfaitement les mêmes. J'ai parlé ainsi à un vieux berger de mon père qui vit encore : « Les brebis sont-elles plus su- » jettes à tomber malades dans les parcs que dans les éta- » bles? » Il m'a répondu que les maladies des brebis se déclaraient plus souvent dans les étables. J'ai fait la même demande à un de mes fermiers; il m'a répondu que les brebis se portaient mieux dans les parcs que dans les étables.

Je conclus que l'encombrement tout seul, sans aucun miasme étranger, produit le typhus chez les animaux comme chez l'homme.

Je conclus que le typhus chez les hommes et chez les animaux est très-difficile à guérir, lorsqu'il est très-facile de le prévenir.

J'exhorte de toutes mes forces les chefs politiques, les

corps législatifs et les sénats, à se persuader que l'encombrement, que les impasses, que les rues étroites, que les maisons malsaines, sont les causes auxiliaires du choléra et de toutes les maladies épidémiques.

J'exhorte les gouvernements de l'Europe à se persuader que l'encombrement, que les impasses, que les rues étroites, que les étables malsaines, sont les causes auxiliaires de toutes les épidémies des animaux, et qu'il est très-facile de préserver les nations de ce grand fléau qu'on appelle peste ou choléra.

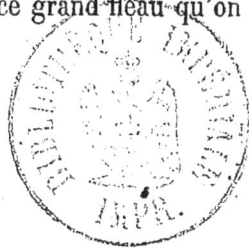

Clermont, typ. Ferdinand Thibaud.

AVIS AUX MALADES.

Je traite par correspondance les dartres, la lèpre et la gastrite chronique; je réponds aux questions sur l'hygiène, et sur les moyens qu'il faut employer pour prévenir le choléra et toutes les maladies épidémiques.

Les malades qui placeront une valeur dans leurs lettres, selon leur générosité, recevront des réponses à toutes leurs questions sans retard.

AVIS AUX LECTEURS.

Pourquoi est-ce que les gouvernements de l'Europe ne font rien pour préserver les peuples des ravages du choléra? C'est parce qu'ils ne connaissent pas les causes de cette terrible épidémie.

J'enseigne dans mon opuscule qu'un miasme étranger, que les impasses, que les rues étroites, que les maisons malsaines, que l'encombrement sont les vraies causes du choléra.

J'enseigne que les animalcules, que l'électricité, que la puissance magnétique, que la nourriture non succulente ne sont point des causes du choléra.

J'enseigne que le choléra est toujours produit par la respiration d'un air très-altéré, que le miasme cholérique n'entre pas dans le corps humain avec les boissons et les aliments.

J'enseigne que les causes de la peste bovine sont les mêmes que celles du terrible choléra-morbus.

Clermont, typ. Ferd. Thibaud.